MÉMOIRE

SUR

LA MONOMANIE

HOMICIDE.

IMPRIMERIE D'HIPPOLYTE TILLIARD,
RUE DE LA HARPE, N° 78.

MÉMOIRE

SUR

LA MONOMANIE

HOMICIDE,

ET

RÉFLEXIONS

Sur quelques procès criminels.

Par TEYSSIER, de l'Ardèche.

Je vous dois part de ma conviction tout entière ;
l'homme que je défends est fou.

Plaidoyer de l'avocat de Laffargue.

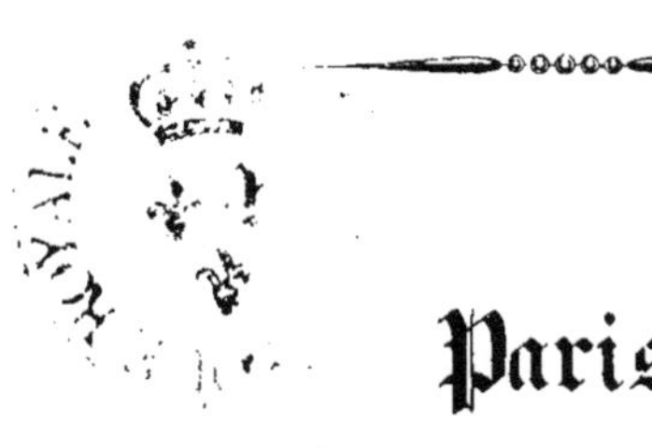

Paris.

COMPÈRE JEUNE, LIBRAIRE,

RUE DE L'ÉCOLE DE MÉDECINE, N° 8.

1829.

MÉMOIRE

SUR LA

MONOMANIE HOMICIDE.

Les ouvrages de Gall, Georget et Esquirol ne périront pas ; ils appartiennent autant à l'humanité qu'à la science : vous récusez les systèmes, vous serez forcés tôt ou tard, d'admettre les faits. Georget a dit : « Long-temps encore on aura beaucoup de peine à convaincre les gens du monde, les juges, de l'existence de certaines espèces de folie ; on ne doit pourtant pas se lasser de combattre pour la défense de la vérité ; il faut du temps et de la persévérance pour dissiper les ténèbres de l'ignorance. » Je me rends à l'invitation de ce médecin. La science et les malheureux lui doivent beaucoup. Il y a quelque honneur à ramasser sa plume qu'il n'employa jamais que pour défendre ce qu'il croyait vrai et juste : mais avant de venir à mon sujet, qu'il me soit permis de dire un mot d'un article qui, quoique semé d'éloges, attaque le système de Georget et de ses partisans ; ce titre seul me donnerait le droit de prendre la plume pour le défendre. Cet article est de M. Hippolyte Royer

Collard, dans le numéro 18 du journal Hebdomadaire de M. Andral. « La doctrine de Georget et de ses partisans, si elle est juste dans les cas de meurtre et pour les grands crimes en général, le sera-t-elle moins pour des vols, pour de simples délits de police correctionnelle? » Moi je répondrai : Ce n'est pas le genre de délit qui fait le criminel, c'est le plus ou moins de volonté que l'homme conserve pour régler ses actes; or, dans la monomanie homicide, l'individu ne conserve plus de volonté, ou ses idées sont tellement perverties qu'il voit le bien dans des actions que tout le monde regarde comme criminelles ou atroces. Il y a d'ailleurs loin d'une simple réclusion pour vol, à l'échafaud qui se dresse pour le malheureux qu'une fureur insensée et involontaire a porté à des actes coupables; il y a loin de ce que les gens du monde appellent manie, à une monomanie bien prononcée pour le vol ou l'homicide; tous les coupables ne seront que des fous.... Quelle conséquence? Après ces mots qui se trouvent dans Georget lui-même: « Il nous semble évident que l'existence de l'aliénation mentale doit être admise chez celui qui commet un homicide sans intérêt positif, sans motifs criminels, sans passions raisonnables, si l'on peut se servir de cette expression »; et pour le vol, la question est la même; il n'y a qu'à changer le mot; puniriez-vous tous les individus dont parle Gall, qui, au-dessus du besoin et bien élevés, se rendaient cependant coupables de nombreux vols? auriez-vous envoyé en prison Victor Amédée, premier roi de Sardaigne, et Saurin, pasteur de Genève? Non sans doute! Mais vous y envoyez tous les jours, et avec raison, des individus qui, pour s'enrichir, ou par paresse, attentent au droit sacré de propriété. Là il y a motif et liberté, il y a volonté, il y a conscience du mal, du juste et de l'injuste. En admettant ce système, craindriez-vous encore qu'il ne vous reste pas assez de coupables? mais tous les jours les tribunaux vous présentent des accusés dont l'entière raison et la nature et l'exécution de leurs crimes vous garantissent la culpabilité.

Esquirol l'a fort bien dit : l'acte seul de tuer ne constitue pas une action criminelle.

Mais il est bien difficile de décider de la raison et de la folie! C'est ce que pense M. Royer Collard et M. Elias Regnault; il y a partage d'opinion sur le point de départ de la folie: l'un la place dans l'estomac, l'autre dans l'utérus, un autre dans le foie, un quatrième dans le cerveau. Eh bien! la folie n'existe pas, la monomanie homicide n'existe pas davantage. Admirez la logique de ces messieurs. Cependant Georget et Esquirol indiquent très positivement les signes de cette terrible maladie, ils indiquent des symptômes; M. Esquirol établit même une ligne de démarcation bien claire lorsqu'il dit : « Le criminel a toujours un motif; le meurtre n'est pour lui qu'un moyen; presque toujours l'homicide se complique d'un autre acte coupable, ce qui n'a pas lieu dans la monomanie homicide; car le monomaniaque immole souvent les personnes qu'il chérit le plus. » Pourquoi donc cette sortie du rédacteur : « Renversez vos prisons, brisez tous vos instruments de supplice, il n'y a plus de coupables; mais élevez partout des hôpitaux. » Dans cet article, il a dit qu'il allait pousser les conséquences du système et il les pousse si bien qu'il arrive à l'absurde. Autre erreur. La folie, dit toujours le même auteur, est un état dans lequel n'a plus lieu le libre exercice de la volonté; tous les organes peuvent être sains et cette faculté suspendue, anéantie; tous les organes peuvent être malades, et cette faculté subsistant dans toute sa plénitude; il fallait bien la dire, cette phrase, pour pouvoir ajouter ensuite ce qui tient aux opinions de notre auteur. Les organes et la volonté, bien que souvent en rapport durant la vie n'en sont pas moins, tout-à-fait différents dans leur essence; voilà de la philosophie; cela ne nous regarde plus. Mais demandons à M. Royer Collard s'il n'avait pas quelque chose d'extraordinaire quoique peut-être ses organes fussent sains, celui qui, rendant compte de la nuit qui a précédé le meurtre qu'on lui impute, dit à ses juges: « L'agitation de mon sang me faisait sauter malgré moi dans mon lit; il me fut impossible d'y rester, et malgré le froid glacial qu'il faisait, je me promenais moitié nu dans ma boutique. « Mais je crains de m'égarer seul, j'ouvre Esquirol et je lis : « Lorsque cet état a persisté assez long-temps et que les individus dominés par l'impulsion au meurtre ont pu être observés, on a constaté que cet état, comme le délire chez les fous, était précédé et accompagné de céphalalgie, de maux d'estomac, de douleurs abdominales ; que ces symptômes précédaient l'impulsion au meurtre et qu'ils s'exaspéraient lorsque cette funeste impulsion était plus énergique. » J'ouvre encore Gall et je copie mot pour mot : « Très souvent nous avons trouvé les crânes d'homicides dans le même état où l'on trouve ceux d'individus aliénés depuis plusieurs années. » Je le déclare donc, M. Royer Collard semble n'avoir pas connaissance du mémoire de M. Esquirol et des différents mémoires de Georget ; il a peut-être seulement voulu traiter la question du libre arbitre en philosophe spiritualiste. J'arrive au fait peut-être le plus curieux qu'on ait encore publié sur la monomanie homicide ; il est remarquable du moins par le nombre et la nature des victimes. Voici les faits comme les rapporte la *Gazette des Tribunaux* du 23 juin 1829.

Étienne Aubry était, depuis cinq ans, berger du sieur Benoît, cultivateur à Chévreville. Son maître n'avait jamais eu de reproches à lui faire ; seulement, quoique marié, il entretenait depuis dix-huit mois des liaisons avec Élise Charles, qui servait aussi chez le sieur Benoît ; on avait en outre remarqué depuis quelque temps qu'il fréquentait les cabarets. Le 2 mai 1829, il eut à se plaindre d'Élise, qui refusa de passer avec lui la nuit dans sa cabane. Une occasion le fit trouver au cabaret avec d'autres camarades ; ils burent une douzaine de bouteilles de vin blanc, et un quart de litre d'eau-de-vie. Pour sa part, Aubry but quatre bouteilles de vin et un verre d'eau-de-vie. Revenu à son troupeau, il le conduisit sans soin, et laissa ses moutons se mêler avec ceux de deux jeunes filles. Le sieur Benoît survint et lui adressa quelques légers reproches ; Aubry, qui était couché dans sa cabane, se leva et lui dit : « Vous avez dans votre ferme deux yeux qui me perdent. » Benoît supposant qu'il lui parlait d'Élise, répondit qu'il les chasserait, elle et lui, s'ils se conduisaient mal.

Aubry saisit alors la bride du cheval de son maître, et tirant de sa poche un couteau dont il ouvrit les deux lames. *En voilà*, dit-il au sieur Benoît, *une pour vous et une pour moi*. Benoît effrayé, descend de cheval, il adresse quelques exhortations à Aubry. Celui-ci se calme et lui dit : *Pour vous prouver que je ne voulais point vous faire du mal*, prenez le couteau, et il le lui remet en effet. Benoît fait quelques pas ; mais il s'est à peine éloigné, qu'Aubry revient vers lui, et demande son couteau. Sur le refus de son maître, il entre dans une violente fureur, et s'arme d'une serpette, qu'il tire de sa poche, en menaçant le sieur Benoît de l'éventrer. Celui-ci parvient à lui saisir les bras par derrière, il reçoit dans la lutte une blessure à la main, des charretiers accourent, Aubry dit à l'un : *Toi qui es le premier, tu vas être éventré ;* et à l'autre : *Te voilà aussi ; je vais faire ton affaire.* Cependant leur présence l'arrête dans ses violences à l'égard de son maître ; mais, s'élançant sur le cheval qui était à quelque distance : « Je n'ai pas pu te tuer, Charles Benoît, dit-il, *mais en arrivant* chez toi, tu ne trouveras plus ta femme. » Et il disparaît au galop. Un charretier est à sa poursuite, Aubry l'aperçoit et menace de le tuer ; il le force à retourner. Avant d'arriver à la ferme, il trouve que sa serpette ne suffit pas, et va chercher un couteau dans la maison de sa femme. On veut en vain le retenir. *C'est aujourd'hui*, dit-il, en quittant sa maison, *que je meurs pour la patrie. Adieu pour la vie ;* et il se dirige vers la ferme.

Un domestique qui le suivait, arrive en même temps que lui à la ferme, et a le temps d'avertir le jardinier du danger que court sa maîtresse. *Où est Élise ?* s'écrie Aubry, un couteau à la main, *il faut qu'elle y passe.* Au fond du jardin est la réponse du jardinier. Aubry y court, et toutes les portes sont aussitôt fermées.

Le sieur Benoît venait d'arriver avec ses domestiques. L'un d'eux se détache et va chercher la gendarmerie ; Aubry court après lui, mais il ne peut l'atteindre. Plus furieux, il va droit aux chevaux que les charretiers avaient laissé errer dans la plaine ; il en trouve sept, qu'il frappe de huit coups de couteau. Le sieur Courteau veut sortir pour faire son service, malgré les craintes qu'on cherche de lui inspirer ; il rencontre Aubry. *Où vas-tu ?* lui dit celui-ci. — Je vais chercher les chevaux. — Il n'est plus temps, réplique Aubry ; je *viens de faire leur affaire, et je vais faire la tienne.*

Courteau lui adresse quelques observations, Aubry paraît se calmer, et ils marchent quelque temps ensemble. Des reproches se mêlent aux conseils du vieillard. *Tu trouves donc que j'ai eu tort ?* reprend Aubry. — Oui, dit Courteau, tu es un bon enfant, mais tu as eu tort. — *Eh bien ! adieu,* s'écrie Aubry, et il lui plonge son couteau dans le sein. Courteau expire, Aubry s'éloigne et rencontre le garde-champêtre. *Passe*, lui dit-il, *ou je t'enfile, va ramasser Courteau, il est là.* Le lendemain il rencontre le jardinier de Benoît. *Tu m'as trompé hier,* lui dit-il : Élise n'était *pas au jardin, sans cela son affaire était faite et la mienne aussi.*

Deux individus ayant été visiter le champ où les chevaux avaient été tués, y voient Aubry, et comme les cloches du village se faisaient entendre, il leur demanda : *Est-ce donc pour la mort de Courteau, que l'on sonne les cloches?* Saisis de frayeur, ils ne répondent pas. *Oui, je le sais*, ajoute Aubry, *c'est pour Courteau; dans trois quarts d'heure je serai dans ma cabane, on pourra venir m'y arrêter.* Un gendarme s'y rend en effet; à sa vue Aubry ôte sa veste, son gilet, se porte trois coups de couteau et tombe en disant : *Je suis mort.* — Non, tu n'es pas mort, répond le gendarme, puisque tu parles; et il se laisse conduire. *La force m'a manqué pour me tuer*, dit-il, *je ne suis pas content; il me fallait trois victimes de plus, Benoît, Élise, et le troisième coup me regarde.* Arrivant ensuite où il avait rencontré Courteau : *Tiens*, dit-il au gendarme, *c'est là que je voulais l'assassiner, mais il m'a calmé, il a voulu plusieurs fois me répéter que j'avais eu tort; je l'ai frappé.*

M. Georget a déjà réfuté l'opinion d'un médecin qui prétendait qu'après l'accès, l'individu ne se souvenait plus de ses actes. Lui parlait-on dans sa prison de remords en lui retraçant ses crimes, il répondait *qu'il ne savait pas ce qu'on voulait dire;* il ne cessait de jouer aux cartes ou à d'autres jeux, et s'endormait profondément après avoir raconté lui-même tous les forfaits qui lui étaient imputés. Au témoignage qui le charge, il se borne à répondre : « Je n'ai pas connaissance de ce fait. » D'autres fois il répond: « J'étais hors de moi, je ne savais pas ce que que je faisais ; c'était la colère qui m'emportait.

Cette affaire a quelque rapport avec celle du sieur Mounin, dont il est question dans un Mémoire de M. Georget. Je le demande, cet homme n'est-il pas fou, furieux dans l'acception la plus étendue du mot? Avait-il intérêt à commettre tous ces crimes? Etait-il poussé par un motif de vengeance? Eh non! il vous le dit lui-même, il était hors de lui, il ne savait ce qu'il faisait; la colère l'emportait. La colère? cherchez des exemples d'une colère aussi longue. Il était fou, je vous le dis, et tout le monde me croira; un homme sensé n'égorge pas de sang-froid et sans motifs tant de victimes, un homme qui a sa raison n'égorge pas des chevaux. Son indifférence, ses aveux, sa tentative de suicide, son sommeil profond lorsqu'il est sous le poids d'une accusation capitale, tout le prouve. Ouvrez les annales des crimes et prononcez; visitez les meurtriers, et dites-moi si la crainte et le remords n'altèrent pas leurs traits, si le sommeil ne fuit pas loin d'eux. Que penser de cet homme? Rien, sinon qu'il est fou, il médite la mort de plusieurs personnes et s'écrie : *C'est aujourd'hui que je meurs pour la patrie*. Voyez-le aux débats; on lui présente la serpette et un couteau. *Ce n'est pas cela*, dit-il, *qui a fait le coup*. L'huissier lui montre alors l'autre couteau; mais lui froidement: *C'est cela*, dit-il en le rendant à l'huissier.

L'avocat a plaidé la monomanie, mais la réponse du jury ayant été affirmative sur les deux questions, Aubry a été condamné aux travaux forcés à perpétuité. L'accusé ne s'est pas ému, ce qui est le propre de ces malheureux; après le meurtre il est calme, dit Esquirol, aussi nous terminerons par ces mots : *nihil à crimine nulla ficta, à morbo tota*. Concluons avec Georget, qu'il existe une monomanie homicide; avouez-le, il y a quelque chose d'extraordinaire chez cet homme; nos pères, épris du merveilleux, l'auraient déclaré possédé du démon..... Les médecins le déclareront fou avec les Papavoine, les Léger, les H. Cornier les Debacker, etc., etc.

François **BLONDÉ** forçat libéré.

Blondé est âgé de quarante ans, d'une figure sombre et paraît accablé sous le poids du crime qu'il a commis.

Le 13 mai 1822, l'accusé avait été condamné à six années de travaux forcés pour vol avec escalade et effraction; après avoir subi sa peine, il revint à Gomer et dit à sa femme que plusieurs condamnés, en rentrant chez eux, avaient tué leurs femmes, et s'étaient tués après; il s'entretenait continuellement de cette idée qui semblait le dominer. Celle-ci effrayée, en fit part à l'autorité, et Blondé fut conduit à Nantes pour y rester en surveillance;

ayant su que les révélations de sa femme avaient provoqué cette mesure, il en fut irrité, et croyant que la veuve Lucas, ainsi que la famille de cette dernière lui avait donné des conseils, il conçut le projet de se venger.

Le 7 septembre dernier, il fait écrire à sa femme de lui envoyer de l'argent; ne reçevant pas de réponse, il lui adresse une seconde lettre, par laquelle il lui disait que, si elle ne lui envoyait pas la somme qu'il lui demandait, il se mettrait en route au risque de tout ce qui pourrait arriver. L'autorité instruite de cette lettre, réprimanda Blondé; irrité de ces remontrances, Blondé forma le projet de retourner dans son pays pour tuer sa femme et les membres de la famille Lucas.

Le 24 mars, il quitte Nantes furtivement, et marchant sans s'arrêter (il a fait cent-vingt lieues en quatre jours), il arriva dans la nuit à Gomer; il escalada aussitôt le mur de la veuve Lucas, se coucha sous un hangar pour attendre le jour; et lorsqu'il entend la femme Lucas ouvrir sa porte, il se lève, saisit une bûche, va droit à cette femme et lui porte un coup terrible qui lui brise le crâne et l'étend morte à ses pieds. Il la frappe encore gisante sur le plancher, ferme la porte et va se reposer sur le lit de sa victime.

La gendarmerie trouva Blondé caché derrière un tonneau. *N'en cherchez pas d'autre*, dit-il à ceux qui veulent l'arrêter, *c'est moi qui suis l'assassin;*

donnez-moi la mort, je l'ai méritée; puis il ajouta : Je n'ai qu'un regret, c'est de n'avoir pas tué ma femme, mes enfants, le fils et la belle-fille de la veuve Lucas, et de ne pas m'être tué après. Il a toujours persisté dans ses aveux, et refusait de se défendre : *je ne veux pas me défendre*, disait-il à son défenseur ; cependant faites votre devoir.

Il ne s'agit que de rapporter de semblables affaires pour montrer que ces malheureux ne sont pas de vils criminels, mais bien des individus dignes de pitié. L'humanité réclamera toujours pour eux, et refusera de les confondre avec de vils scélérats. La monomanie homicide a sa physionomie ; il devrait être impossible de s'y tromper, et cependant la conviction générale n'est pas acquise aux médecins. Il y a doute, et ce doute emporte ou la mort ou la réclusion du malheureux monomaniaque ; mais faisons remarquer les points principaux de cette affaire, ce qui ôtera tout doute sur la culpabilité de l'accusé. Il était naturellement mélancolique, il subit une première condamnation, il est dénoncé plusieurs fois à la justice et dénoncé par les siens. Il entend dire que plusieurs individus ont tué leurs femmes, et cette idée l'occupe tellement, que sa propre femme se trouve forcée de le dénoncer ; il résiste un moment ; mais le chagrin augmente sa mélancolie, et il devient criminel irrésistiblement ; il veut tuer et être tué. C'est son seul désir ; sa conduite le prouve, ainsi que d'autres faits de ce genre. La condamnation d'un aliéné n'arrête point le bras des autres aliénés, dit un auteur. Bien plus, les aliénés qui ne tuent que dans l'espoir d'être tués, ne commettraient probablement pas un homicide, s'ils ne croyaient subir le dernier supplice; et à ce sujet, Georget se plaint de la publicité qu'on accorde à ces affaires, et il cite quelques cas où des personnes ont tout à coup été prises du désir de tuer en entendant raconter ces malheureux événements. En continuant d'agir de la sorte, dit-il, les tribunaux finiraient par exciter en quelque sorte une épidémie de monomanie homicide (Georget), et la prédiction ne s'est que trop accomplie. Nous sommes, a dit un procureur du roi, dans un moment où les crimes nous débordent de toutes parts.

Mais revenons à Blondé : remarquez cette circonstance, il fait cent vingt lieues en quatre jours. Qui lui donne cette ardeur? quel si grand besoin d'arriver lui fait ainsi parcourir en si peu de temps une route aussi longue? Craint-il de manquer sa victime? Va-t-il chercher son patrimoine menacé? ou défendre son honneur attaqué? Non, il a l'idée de tuer et il va pour tuer, et pour tuer plus vite, il fait cent vingt lieues en quatre jours, et pour ne pas perdre de temps, il escalade, aussitôt son arrivée, le mur de la cour, et de peur que sa victime ne respire encore, il redouble de coups. Après ce meurtre, il va fuir, sans doute? Fuir!... Il va se coucher dans le lit de sa victime. Dans ce seul fait il y a folie, et pour le prouver je citerai le ministère public dans l'affaire d'Henriette Cornier. Il cherche à prouver que cette fille n'est pas folle, et il ajoute : un insensé aurait dormi près de sa victime. L'autorité ne paraîtra pas suspecte. Arrêté? le malheureux Blondé niera sans doute. Non, ce n'est pas le propre de ce genre de coupables. N'en cherchez pas d'autres, dit-il, c'est moi qui suis l'assassin, et il demande la mort... Mais sans doute il cherchera à excuser sa faute, il montrera du repentir comme les accusés du commun? eh bien! non. Ce quelque chose qui lui a fait commettre un homicide le tient encore et le force, contre son intérêt, à l'avouer publiquement... Je n'ai qu'un regret, dit-il, c'est de n'avoir pas tué ma femme, mes enfants, le fils et la belle-fille de la veuve Lucas, et de ne pas m'être tué après. Est-ce folie ou simple vengeance? Il sait bien que qui tue mérite la mort, et cependant il tue. Eh bien! oui, il le sait! et c'est parce qu'il le sait précisément qu'il médite et exécute ce qui doit le conduire à la mort. La loi sera donc impuissante contre lui, puisque loin de la craindre, il l'appelle de tous ses vœux, et cherche à la mériter par un forfait; et vous osez soutenir qu'il n'est pas fou! Pour moi, je le crois, il est fou, il méritait l'hôpital, et non la mort des assassins. La solitude devient facilement dangereuse pour les hommes doués d'une grande susceptibilité, d'une imagination vive et de passions ardentes, car elle exalte ces qualités en eux; toutes nos passions nous accompagnent dans la solitude; la moindre maladie de l'esprit y devient plus grave, parce qu'on s'y représente continuellement et vivement ce qui est ou ce qui était; là, on n'oublie rien, toutes les plaies se rouvrent et les poignards ne se couvrent jamais de rouille. Tout ce qui a ému l'ame autrefois, tout ce qui s'est gravé profondément dans l'imagination est un spectre qui nous poursuit sans relâche dans la solitude; le calme et l'oisiveté conduisent une tête ardente à tous les écarts imaginables, à tous les vices, à tous les crimes. L'oisiveté entraîne, même au milieu de la vie sociale, des dangers redoutables qui ont été connus dans tous les temps. Les législateurs païens ont porté une grande attention à cette source de corruption. Dracon et Pisistrate établirent la peine de mort contre la paresse et l'oisiveté, afin de répandre, par cette mesure, la tranquillité dans les villes et l'activité dans les campagnes. Périclès envoya des colonies dans différents lieux pour débarrasser Athènes de la lie de ses citoyens. C'est Zimmermann qui parle; voyons maintenant, n'est-il pas oisif, le forçat libéré? où trouve-t-il à travailler? Il porte avec lui une marque indélébile d'infamie, et la société tout entière le repousse. Sa patrie n'est pour lui qu'une vaste solitude; il a le temps de méditer de nouveaux crimes s'il le veut, et toujours assez d'adresse pour éviter l'œil de la police; mais il y a long-temps que l'on appelle là-dessus l'attention du gouvernement. Cette affaire a quelque rapport avec celle du sergent-major Bruite; comme Blondé, il refusait un défenseur; mais tous ces malheureux ont une physionomie, un caractère qui se ressemble, un cachet analogue : c'est le cachet de la folie.

Finissons par une citation d'Esquirol, que nous ne saurions trop citer dans cette question.

Presque tous ont fait des tentatives de suicide, tous ont invoqué la mort, quelques-uns ont réclamé le supplice des criminels. — Quelquefois satisfait il proclame ce qu'il vient de faire, et se rend chez le magistrat; quelquefois, après la consommation du meurtre, il recouvre la raison; ses affections se réveillent, il se désespère, invoque la mort, et veut se la donner. Le lecteur appliquera toutes ces réflexions aux malheureux que j'ose plaindre, et qu'il est permis de plaindre, tout en respectant la chose jugée.

Affaire LAFFARGUE.

L'affaire Laffargue, jugée à Tarbes, au mois de janvier 1829, pour meurtre, est connue de tout le monde, et je m'y arrêterai avec plaisir un instant; il a évité la mort et le bagne, et, j'ose le dire, ce jugement fait autant d'honneur à l'avocat chargé de le défendre qu'au jury chargé de le juger. Le défenseur de ce jeune homme n'a pas invoqué en vain le témoignage de Pinel, Esquirol, Fodéré, Georget, et des auteurs qui ont traité de l'aliénation mentale.

Adrien Laffargue, né au Saint-Esprit, près Bayonne, tue, le 21 janvier 1829, Thérèse, sa maîtresse, et cherche ensuite à se donner la mort. Pris en flagrant délit et questionné, il répond qu'il y a été porté par des motifs très graves, pour manque de promesse et infidélités. Laissons-le parler lui-même. « J'étais, dit-il, poursuivi par la même idée. Alons, me disais-je... il faut donc mourir... J'y pensais les jours et les nuits. — Cette même nuit, dans ma cruelle insomnie, je fis choix de l'arme à feu... Qu'on se figure la nuit que je passai... Non, jamais mortel n'en vit couler de plus longue et de plus cruelle. L'agitation de mon sang me faisait sauter malgré moi dans mon lit... Il me fut impossible d'y rester, et malgré le froid glacial qu'il faisait, je me promenais moitié nu dans ma boutique. » Il achète des pistolets, et dit plus loin : « J'étais hors de moi ; je rentrai chez moi. » Et voulant rendre compte de la nuit qui a précédé son crime, il ajoute : « Quelle nuit !... Je ne vis que la mort et Thèrèse... Thérèse défigurée... ; des serpents sortaient de sa bouche. Mais arrivons au fatal dénouement. Thérèse, est-il vrai que tu ne veux plus me parler ? Non, dit-elle, et je te prie de sortir de suite... Au même instant, je lâche mon premier coup... Je la manque; la balle passe par la fenêtre; aussitôt je saisis l'autre pistolet; elle était étourdie par la détonation, et me tournait le dos; je la saisis par le bras, en lui disant : Thérèse, tourne-toi... Je lui tire mon second coup... elle tombe à mes pieds... Cependant elle respire encore. Quoi! me dis-je dans ma fureur, tu vas mourir et elle te survivra?... Non : j'avais vidé mes pistolets, je saisis mon couteau, et lui coupe le cou...» L'auditoire frémit. L'accusé cherche ensuite à se détruire, et n'ayant pas de balle, il trouve, par hasard, une tête de clou, chargée d'en tenir lieu, place le pistolet dans sa bouche, le coup part... et il tombe aux pieds de Thérèse.

Quelque chose semblait dire à l'accusé, détruis-toi, tu n'es pas fait pour habiter ce monde corrompu; mais auparavant purge la terre d'un poison infernal; et ce poison était sa maîtresse. (Hallucination Esquirol). Une autrefois il fait inviter Thérèse à ne pas sortir de quelques jours. «J'ai peur de faire un malheur, disait-il. » Comme j'ai rapporté, du récit de l'accusé, tout ce qui prouve une véritable monomanie érotique, je m'abstiens de réflexions. Lisez le récit de l'accusé, et le plaidoyer savant de M. Dubois, son défenseur. Il cite une lettre de Laffargue, remplie d'idées incohérentes : « Je suis heureux, dit-il, de trouver un tel fait de la main de Laffargue; la folie, au moins, cette fois, est surprise dans son délire. (*Plaidoyer de M. Dubois.*)

Pour découvrir le délire de ces aliénés, en apparence si raisonnables, on n'a qu'à les laisser parler, écrire et agir, sans s'occuper d'eux, et comparer leur manière d'être actuelle avec leur état antérieur, et l'on aura bientôt les preuves les plus palpables d'un désordre, souvent très profond, dans leurs idées et leurs affections. (*Esquirol.*)

On a posé la question de provocations par violences graves, et sur la réponse affirmative que l'accusé est coupable d'homicide volontaire sans préméditation, mais qu'il a été provoqué par des violences graves, l'accusé est condamné à cinq ans d'emprisonnement, à dix ans de surveillance de la haute police et aux frais du procès. Comme Blondé, Laffargue avait été dénoncé à la police, et réprimandé par un magistrat; il était d'ailleurs d'un caractère doux. « Tous, avant la manifestation du désir de tuer, étaient incapables de nuire, ils étaient doux, bons, honnêtes gens, quelques-uns étaient religieux. » (*Esquirol.*)

Maintenant, qui est le plus coupable de ces trois hommes? Faut-il chercher la réponse dans la peine infligée à chacun d'eux, mais Aubry paraîtra le plus coupable si l'on écarte la folie. Lui seul n'avait pas de motif, et cependant comparez la gradation des châtiments: l'un est condamné à cinq ans de prison, l'autre aux galères à perpétuité, l'autre à mort. D'où vient cette différence dans les peines? elle me semble venir de l'incertitude des jurés sur une question aussi importante, de l'idée du vulgaire, qui ne tient pour fou que celui qui se livre aux actes les plus désordonnés, les plus bizarres, les plus violents, sans motifs, sans combinaisons, sans prévoyance; enfin du ministère public qui partage l'opinion du vulgaire, et craint toujours de donner trop d'extension à la loi qui regarde les aliénés.

Un fou ne raisonne pas, c'est l'idée du vulgaire; aussi, dans l'affaire Laffargue, le procureur du roi dit-il avec presque tous les procureurs du roi, un fou commet des attentats et ne les prémédite pas, mais lisez Esquirol, il vous dira: « La folie partielle n'a pas toujours pour caractère l'altération de l'intelligence, quelquefois les facultés affectives sont seules lésées, quelquefois on n'observe de désordre que dans les actions, c'est ce que les auteurs ont appelé folie raisonnante. Ainsi, de grâce, ou prouvez le contraire, ou laissez aux médecins, seuls capables de décider une question qui regarde l'honneur et la vie des citoyens, le soin de vous prouver tout ce qu'ils avancent, après en avoir pris les preuves dans les maisons de fous; où les faits parleront, où la monomanie sera prouvée, ne craignez pas de l'admettre: quand la vérité parle, la loi même doit plier. C'est pour la faire triompher que, jeune encore d'âge et de science, j'ose élever ma faible voix: la vie d'un citoyen est bien quelque chose, l'honneur est un bien trop précieux. Heureux, mille fois heureux, celui dont les efforts parviennent à sauver ce qu'un citoyen possède de plus cher au monde..... »

Mais j'entends déjà répéter par tous les adversaires de cette doctrine, par le vulgaire, qui quelquefois nie l'évidence faute de la connaître, par quelques médecins qui voient du matérialisme partout, il y aura donc de l'aliénation partout? et que devient alors la philosophie de M. Royer-Collard? mais, encore une fois, laissez les doctrines et ouvrez les yeux; voyez les faits, comparez, et vous apprendrez à distinguer deux états différents; vous apprendrez à ne plus placer sur une même ligne l'immoralité et l'innocence, les assassins et les aliénés, et l'humanité sera satisfaite, et la société ne perdra rien de sa sûreté. D'ailleurs, n'allez jamais plus loin qu'un auteur, s'il vous plaît de combattre ce qu'ici vous appelez un *système;* car celui qui n'est pas de l'avis de l'auteur attaque toujours ce qu'il appelle un système, lorsque ce soi-disant système n'est au fond que l'énoncé de faits, et de faits qu'on ne peut controuver. Mais pour rassurer tout le monde, il est bon de citer un passage de ce même Georget qui, dans l'idée de M. Royer-Collard, a le plus souvent compromis la cause des médecins par des affirmations trop hasardées. Eh bien! lisez avec moi, car c'est ce même Georget qui parle, ce même Georget qui d'après certains, voit folie partout : « Qui ne croirait, dit-il en réfutant un rédacteur de journal, que j'ai proposé d'excuser tous les crimes et de transformer les prisons en maisons de fous ; que j'ai prétendu placer sur la même ligne, les actes des aliénés et les actions abominables des assassins qui se baignent dans le sang de leur semblables, volontairement, avec liberté et préméditation, et de sang-froid, pour satisfaire de viles passions ; que j'ai pris la défense des meurtriers de l'infortuné Fualdès, des voleurs de grands chemins, de cet atroce Guillaume, qui vient d'être exécuté à Melun, après avoir commis une grande quantité de meurtres, quelquefois pour une faible somme d'argent, ou de ce Lemaire, mort sur l'échafaud l'année dernière à Caen, après avoir désolé la Normandie et la Bretagne, par les vols et les assassinats sans nombre qu'il y a commis, etc., etc., etc. » Et il ajoute : « C'est pourtant ce qu'ont cru des personnes après avoir lu le journal des Débats, et c'est ce que croiront encore des personnes, après avoir lu le journal hebdomadaire de M. Royer-Collard. »

Malheureusement Georget est mort, mais heureusement ses ouvrages restent, et ses ouvrages sont là pour défendre la vérité et les malheureux ; ses ouvrages sont là pour répondre à ceux qui l'attaquent, en laissant de côté tout ce qui rendrait la réfutation difficile ou inutile. J'écris sans passion, je défends Georget sans l'avoir jamais connu ; je ne connais pas davantage M. Royer-Collard, ou plutôt je le connais par la réputation qu'il a su, quoique jeune, s'acquérir dans la science et la philosophie : *amicus Plato, amicus Socrates, sed magis amica veritas.*

Je ne cherche pas des ennemis, je suis trop faible par moi seul, je ne suis soutenu ni protégé par personne ; mais Georget, Gall, Broussais et Esquirol à la main, je poursuivrai ma route sans craindre de m'égarer. Si ma plume n'est pas exercée et ma science bien forte, c'est un mal; et d'ailleurs, s'il le faut, je l'avoue franchement, il n'y a de bon dans ce mémoire que les passages des auteurs que je cite, l'intention qui m'engage à l'écrire et le motif qui me pousse à le publier. J'avance, fort de mon sentiment et de ma conviction qui double mes forces et fait battre mon cœur, à l'idée bien douce de pouvoir être de quelque utilité au malheur innocent.

Je suis mon projet sans craindre de m'égarer, pour parler le langage d'un autre, dans une erreur évidente, en m'aventurant dans une opinion exclusive. L'esprit humain a bien du temps devant lui, la science est bien jeune, mais le temps presse, oui ou non, et l'échafaud ou le bagne... Oui ou non, et la question est jugée pour le malheureux monomaniaque. Pour vérifier l'erreur, que reste-t-il au juge, au juré, au médecin, la tête du cadavre que leur cède le bourreau. Je le répéterai donc : la solution presse également pour les morts et pour ceux que la justice, suivant votre décision, peut-être livrera à l'échafaud ou aux soins d'un médecin. Voyez le résultat et attendez, si votre cœur est de glace, si l'amour de certaines idées l'emporte chez vous sur la pitié et la protection qui est due au malheuraux que je défends.

Affaire **DEBACKER.**

La *Gazette des Tribunaux* a parlé, il y a peu de jours de sa malheureuse affaire, et déjà Debacker est rayé de la liste des vivants; on l'oubliera sans doute bientôt, mais on se rappellera long-temps le dévouement et la philanthropie de son défenseur, M. Hardy, qui a adopté le plus jeune des fils de ce malheureux; j'ose le prédire, cet exemple sera suivi, on s'est attendri sur l'infortune du père, la bonne action de M. Hardy a presque jeté de l'intérêt sur cet homme, dont l'état mental et l'action se rapprochent beaucoup de celui déjà cité d'Adrien Laffargue. Mais voyez où en est l'opinion sur la peine de mort appliquée surtout à ces sortes de coupables, la loi les flétrit et le peuple les plaint; on craint d'autant plus une sentence de mort contre eux, qu'ils semblent eux-mêmes peu tenir à la vie: ils montrent du repentir, l'intérêt ne guida pas leur main, ils ont succombé à l'influence d'une passion qui est celle de tous, et deviennent presque des héros de romans. Heureux encore si leur exemple ne trouve de quoi se renouveler bientôt dans ces têtes ardentes chez qui l'amour est passion et la jalousie fureur, qui exagèrent tout, et dont la tête déjà malade ne peut supporter le caprice d'une femme, qui ne trouvent de ressources à leur maux qu'un fer aveugle qui détruit et l'amant et l'objet de ses affections.

Mais j'ai besoin de revenir à M. Royer Collard: il est médecin et a assez de talent pour faire valoir son opinion. Il importe donc de le combattre, et avec lui M. Elias Regnault. A l'opinion du premier j'ai déjà opposé l'opinion de Georget, Gall, Esquirol et Broussais: à celle de M. Elias Regnault, j'opposerai un passage de la *Gazette des Tribunaux*, rédigée sans doute par des avocats. Le rédacteur parle de l'exécution de Débacker: je cite textuellement ce passage remarquable. « L'indignation et l'horreur qu'un grand crime excite d'abord dans les ames honnêtes, cessent naturellement quand les juges chargés des vengeances de la société et usant en son nom, du droit le plus terrible et le plus douteux peut-être qu'elle ait pu s'arroger sur un de ses membres, ont ordonné la mort du coupable.

» La pitié et l'intérêt s'attachent aux derniers moments du condamné, alors surtout qu'il fut entraîné par une *passion irrésistible;* alors, qu'il est en quelque sorte lui-même victime d'un moment de délire, et qu'au retour de sa raison il donne en expiation, non-seulement sa vie, mais encore un repentir exemplaire. » On dirait cet article écrit par un médecin : le rédacteur parle d'une passion irrésistible, d'un moment de délire, il parle d'un retour à la raison ; mais Georget n'aurait pas dit mieux. Eh bien! alors qui vous fait prétendre que les médecins sont en guerre avec le reste du monde, parce qu'il a plu à l'un d'eux, le plus illustre peut-être, de relever avec éclat le vieux drapeau philosophique d'un siècle que l'on croyait oublié. Voilà le mot : La doctrine de MM. Broussais, Gall, Esquirol et Georget, n'est pas celle de M. Royer-Collard ; mais, quoi qu'il en soit, vous avez eu tort d'écrire que, nous seuls médecins, admettions la monomanie. Vous ne pourrez le nier, la contagion se propage, et la Gazette des tribunaux aussi semble se ranger sous nos drapeaux.

Mais pour être d'une opinion, il faut cependant être juste, et dans l'article de M. Royer-Collard il y a un passage en notre faveur ; je le cite avec d'autant plus de plaisir, que je crois au fond M. Royer-Collard contraire à la monomanie homicide. Enfin, vous jugerez : c'est le Rédacteur qui parle. « Un crime atroce épouvante-il la société ? un cri d'horreur se fait entendre ; il n'est point assez de tortures pour le coupable. Mais un médecin élève la voix : cet affreux attentat n'est pour lui que le produit malheureux d'un raison égarée ; il propose l'hôpital au lieu de l'échafaud. Dès lors on se récrie, on l'accuse de substituer aux sentiments naturels du cœur humain, les subtilités prétentieuses de la science, il semble qu'il soit l'ennemi de la société, qu'il veuille la priver de sa vengeance. A voir son sang-froid et le calme avec lequel il examine le crime, on est tenté de croire qu'il a y en lui quelque intelligence secrète des inspirations sanguinaires, quelque sympathie particulière qui le rapproche d'un criminel, et qui lui permet de disséquer à loisir les horribles pensées qui se sont développées dans son ame. Franchement, ce sont là des répugnances irréfléchies qui ne méritent pas qu'on s'y arrête; on les pardonne à des dames dans un salon, on veut bien qu'elles fournissent un aliment oratoire à l'éloquence de quelque procureur du roi; mais des hommes sérieux en devraient-il tenir aucun compte? Il y a de la place dans le cœur humain pour toutes les pensées de bien et de mal, chacune y vient à son tour comme chez elle; le même homme qui marche, sans y songer, sur des lambeaux de cadavre, s'émeut un peu plus tard à la vue d'un convoi funèbre, et s'il compatit comme médecin aux faiblesses d'une raison trop fragile, ce n'est point, comme on nous le reproche, pour faire valoir un plan dangereux d'absolution, pour ôter aux hommes les idées de crimes et de vertus, et briser le glaive des lois dans les mains de la justice.... M. Royer-Collard semble dire que c'est par habitude que l'homme de l'art prononce un arrêt d'absolution, il est bon de prémunir contre l'adresse de cet article. Comme le juré, le médecin juge en ame et conscience, mais sa conviction ne suffit pas, et s'il prononce qu'un accusé ne jouissait pas de sa raison, avant, pendant et après l'exécution du crime ou du délit, il le prouve par des faits et par des faits écrits par des hommes dont la probité est sûre et le témoignage irrécusable. La conviction d'un médecin sans preuves ne doit pas être admise, et n'est presque jamais écoutée en matière criminelle. La justice demande toujours un rapport motivé.

Debacker prolongera la liste des monomaniaques, nous le revendiquons; et pour être exacts, nous copions la Gazette des Tribunaux du 7 juin 1829.

Debacker (Philippe-François), né à Malines, après avoir servi dans l'artillerie de la marine, se retira à Brest, où il se maria en 1806. Douze enfants naquirent de cette union, et ils vivent encore. En 1814 il quitta Brest pour aller avec sa nombreuse famille à Nantes, où il fonda un établissement de marchand-tailleur. Son état prospérait et lui faisait entrevoir un avenir heureux, lorsque fut admise chez lui, en qualité de fille de boutique, Mariette Vilain, à peine âgée de seize ans. Debacker ne tarda pas à concovoir pour cette jeune et jolie fille un amour violent, et trois années ne s'étaient pas écoulées que, dominé par le désordre de sa passion, Debacker quitta sa femme et ses enfants pour s'attacher aux pas de sa maîtresse. Ils vinrent s'établir à Paris. Dans l'intervalle sa femme se donna la mort de désespoir. Mariette alors devint pressante, elle rappelait souvent à Debacker la promesse de mariage qu'il lui avait faite. Enfin, fatiguée de ses refus, Mariette déclara, le 2 janvier, à Debacker qu'elle se séparait à jamais de lui ; elle quitta sa demeure et alla se loger avec une de ses amies. Cette séparation fut douloureuse pour Debacker, la jalousie vint augmenter ses chagrins : il ne tarda pas à apprendre que celle pour laquelle il avait tout sacrifié, l'avait abandonné, trahi, et qu'elle avait des relations avec un autre. Un jour (il n'avait encore que des soupçons), il les rencontra l'un et l'autre sous le passage Véro-Dodat, où après quelques explications, et ne pouvant plus maîtriser les transports de sa jalousie, il frappa Mariette sur la figure avec tant de violence, qu'elle fut à l'instant même couverte de sang.

Enfin, pour abréger, vers onze heures du matin on entend crier à l'assassin, au secours! et déjà Debacker a fait deux victimes. On entre: Debacker debout, l'œil sombre et fixe, contemplait sa victime. « Je ne suis pas encore satisfait, murmurait-il; car celle à qui j'en voulais, vit encore. » Mais Mariette ne tarda pas à expirer, et Debacker, avec toute la fureur du désespoir, se porta plusieurs coups de couteau dans la poitrine.

Il avoue toutes les circonstances, et paraît accablé; son front, dit la Gazette, est couvert de sueur; ses yeux verts sont durs et fixes; sa physionomie est abattue; il paraît murmurer quelques paroles entre ses dents : son visage change souvent de couleur. Voici ce qu'il importe à notre sujet de rapporter de ses réponses. — Ne vous êtes-vous pas rendu chez Mariette Vilain? — Oui, monsieur, je m'y suis rendu; je voulais l'avoir avec moi, je l'aimais beaucoup; sa mère me faisait espérer; j'y allai........ J'étais comme un homme désespéré. Plus loin, il répond: J'avais la tête perdue. J'allais pour voir si elle travaillait ; j'ai frappé à la porte, on m'a ouvert. Je suis entré, j'ai vu qu'elle travaillait; ça m'a fait une émotion.... Je lui ai demandé de qui elle tenait l'ouvrage; elle m'a dit, en riant, que c'était de Mocloury, son ami! Je suis devenu furieux.

D. Vous l'avez frappée de plusieurs coups de couteau? *R.* Je ne puis vous dire comment........ vous expliquer....... J'avais la tête perdue; je sais que je suis coupable du crime, mais je ne puis savoir comment ça c'est fait. A d'autres questions, il répond toujours : j'avais la tête égarée. Dans un autre interrogatoire, il dit que mille fantômes se présentaient à son esprit. Tous les témoins s'accordent sur ce propos de l'accusé : *Je ne suis pas encore satisfait, ce n'est pas assez;* et il fixait ses regards sur Mariette.

Condamné à mort, il entend l'arrêt sans manifester aucune émotion. On doit regretter que la Cour n'ait pas posé la question de violences graves. Une circonstance pouvait en inspirer l'idée; il a refusé jusqu'au dernier moment de se pourvoir. *Je ne tiens plus à rien dans ce monde,* disait-il. Ma foi, si l'on me donnait la vie, je ne sais pas si je l'accepterais! Avant la condamnation, Debacker parlait souvent de sa victime: « J'ignore, encore disait-il, comment j'ai pu lui ôter la vie, car je l'aimais plus que moi-même? Je ne me pourvoirai pas, disait-il, et l'heure de sa mort allait sonner, je suis bien décidé......, et il s'est endormi. Le jury a jugé dans le sens d'un procureur du roi qui disait, dans l'affaire Laffargue, les passions n'excusent pas, car autrement, presque tous les crimes demeureraient impunis : les amants meurtriers les ont toujours expiés sur l'échafaud. Je vous laisse à décider de l'état de cet homme, car pour moi ma conviction est faite. Vous avez déjà jugé Laffargue, prononcez sur Debacker, et jugez vite, car il y a encore des malheureux! Songez-y, le bourreau attend.... «On demande souvent, c'est Broussais qui parle, si des hommes qui, raisonnant bien d'ailleurs, sont tourmentés par une impulsion vers le meurtre ou le suicide qui leur inspire de l'horreur, méritent le nom de fous. Je n'hésite pas à répondre affirmativement : car la raison ne consiste pas seulement à bien tirer une déduction;

elle ne nous est pas donnée seulement pour faire le bien, elle a aussi pour fonction de nous empêcher de faire le mal. Or, celui qui a cédé à une impulsion qu'il condamne, a très mal raisonné, puisqu'il n'a point été arrêté par la prévision des conséquences; il a mal raisonné ses rapports avec les autres, ou il n'a point raisonné, ce qui revient au même : il est dans le même cas que l'homme excité par le vin, qui semble raisonner juste, mais qui frappe et brise pour le plaisir de détruire (Broussais; voir Georget, affaire Volelot, gendarme). Et l'auteur ajoute : cette monomanie, est dite raisonnante. Mais, si l'on voulait, on ne se lasserait de citer. « Les mélancoliques suicides, dit Georget, sont des aliénés; ceux de ces malades qui ont l'idée de tuer pour être tués, sont encore plus fous. Les magistrats ne doivent pas l'ignorer, pour ne pas proposer, sans s'en douter, la violation de la loi criminelle relative à la démence. Exposons encore une affaire, et cette fois le journal l'intitule: *Monomanie* homicide. Cest un avocat qui rend compte de la confession de l'accusé, et voici cette confession :

« L'accès de folie qui m'a porté à l'acte que je regrette, n'est pas le premier que j'éprouve : la première fois que le mal m'a pris, j'étais âgé de seize ans; il fut violent, mais dura peu longtemps. Je me trouvai faible plusieurs fois; je souffrais horriblement de la tête.

» Depuis lors, et d'année en année, ou de deux

ans en deux ans, par intervalle, j'ai été attaqué de la même maladie. Une fois je restai deux jours et deux nuits sans prendre de nourriture ni de repos; je marchais à l'aventure et n'avais pas d'idée de ma situation, et de mes actions. Avant le fatal événement qui m'a privé de ma liberté, je n'avais jamais, dans mes accès de folie, songé à faire mal à personne.

» Le bouleversement de ma tête s'annonce toujours par un malaise général dans tout mon être. Le mardi 2 juin, avant-veille du jour de mon arrestation, je me sentis malade, je restai couché toute la journée; le lendemain, je me tins levé, mais il me fut impossible de prendre de nourriture, ni de travailler. Mon sang bouillonnait, ma tête était lourde et brûlante; je passai la journée à me promener çà et là; j'étais livré à la plus vive agitation. Le jeudi matin, j'allai voir un de mes amis, ouvrier comme moi; il voulut me faire manger, mais je n'avais pas d'appétit, ma tête tournait; je le quittai à midi, pour me promener, espérant que l'air me ferait du bien. A peine je fus dehors, que l'air acheva de me troubler la raison. Je m'imaginais que j'étais suivi par des personnes déguisées qui voulaient m'arrêter. Arrivé au bas du rempart de la haute ville, je rencontrai un charpentier qui venait droit à moi; il m'adressa la parole, je crus qu'il voulait me saisir, je me précipitai sur lui, armé de l'instrument avec lequel s'étend le mastic, et qui s'est trouvé dans ma main, je ne sais comment; j'essayai de lui en porter des coups, mais je fus terrassé par lui. D'autres personnes étant venues à mon aide, on me conduisit devant le commissaire, et de là en prison. Aussitôt mon entrée en prison, je me mis à me promener en long et en large dans la cour, jusqu'au soir. Peu à peu mes sens se sont calmés, la fatigue m'a appesanti, je me suis couché, j'ai dormi assez paisiblement, et le lendemain je me suis trouvé dans mon assiette ordinaire.

» L'instrument avec lequel j'ai frappé n'était pas aiguisé; je le porte toujours avec moi, et le mets dans la poche de ma veste; j'avais dans la poche de mon gousset un couteau coupant bien, je n'ai pas eu l'envie de m'en servir.

» Je me trouve assez bien ici, a-t-il ajouté, il ne me manque que du tabac. »

Sailly, c'est le nom de ce malheureux, s'est montré doux, calme et tranquille, depuis le lendemain de son emprisonnement. Quelle sera la décision du jury dans cette affaire? Sans rien préjuger, nous plaignons ce malheureux. L'indulgence des juges sera un acte de justice, et à l'imitation d'un président de cour d'assises, nous ne déclarerions pas mauvais citoyen, celui qui reculerait devant l'énormité de la peine... En finissant je dois avouer, contre l'avis de M. Royer-Collard, qui veut marcher seul, que je serais fâché d'être seul de mon avis, et dans une question de ce genre on doit viser à la conviction générale, et je me fais un honneur et un mérite d'avouer que j'ai basé mon opinion sur les ouvrages de Gall, Georget, Esquirol et Broussais; que, comme eux, j'appelle de tous mes vœux un établissement consacré à ce qu'en Angleterre on appelle les fous criminels. Il y aurait dans ce projet justice et humanité. Par un refus vous sanctionnez l'usage de ce peuple ancien, qui jetait à la mer ses fils difformes, sous le prétexte civique qu'ils ne pourraient jamais être utiles à la patrie. Si vous persistez, envoyez aussi le bourreau à Charenton; car un fou est fou partout, et s'il n'est pas responsable dans une maison d'aliénés, vous ne pouvez, sans injustice, le trouver coupable dans la société, d'où il dépend de vous de l'exclure à jamais...

Paris, 1829.

www.ingramcontent.com/pod-product-compliance
Ingram Content Group UK Ltd.
Pitfield, Milton Keynes, MK11 3LW, UK
UKHW021318190726
13839UKWH00007B/1974